BEI GRIN MACHT SICH IHR WISSEN BEZAHLT

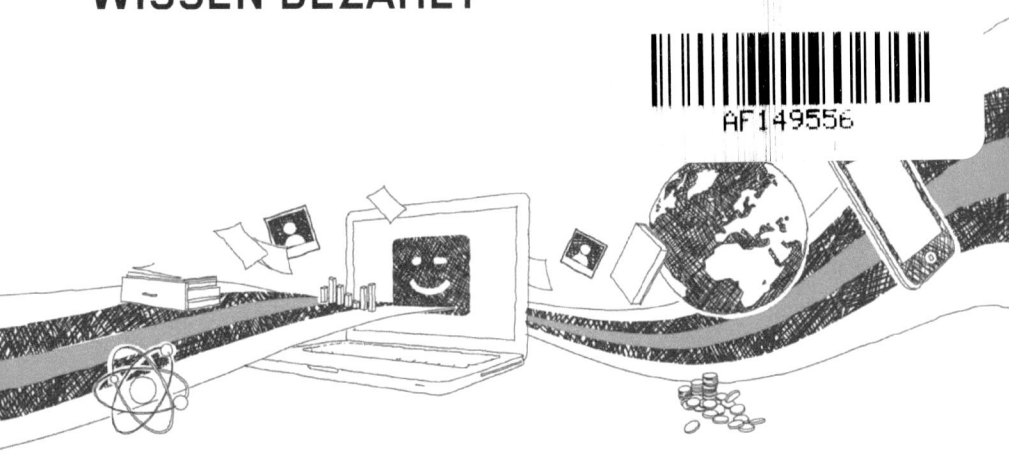

AF149556

- Wir veröffentlichen Ihre Hausarbeit,
  Bachelor- und Masterarbeit

- Ihr eigenes eBook und Buch -
  weltweit in allen wichtigen Shops

- Verdienen Sie an jedem Verkauf

Jetzt bei www.GRIN.com hochladen und kostenlos publizieren

Bibliografische Information der Deutschen Nationalbibliothek:

Die Deutsche Bibliothek verzeichnet diese Publikation in der Deutschen National-
bibliografie; detaillierte bibliografische Daten sind im Internet über http://dnb.d-
nb.de/ abrufbar.

Impressum:

Copyright © 2010 GRIN Verlag
Druck und Bindung: Books on Demand GmbH, Norderstedt Germany
ISBN: 9783640922529

Dieses Buch bei GRIN:

https://www.grin.com/document/172375

Astrid Wahlers

Leistungsbeurteilung: Ein Überblick über Geschichte, Formen, Ziele, Vor- und Nachteile

Am Beispiel Gesundheitswesen

GRIN Verlag

GRIN - Your knowledge has value

Der GRIN Verlag publiziert seit 1998 wissenschaftliche Arbeiten von Studenten, Hochschullehrern und anderen Akademikern als eBook und gedrucktes Buch. Die Verlagswebsite www.grin.com ist die ideale Plattform zur Veröffentlichung von Hausarbeiten, Abschlussarbeiten, wissenschaftlichen Aufsätzen, Dissertationen und Fachbüchern.

Besuchen Sie uns im Internet:

http://www.grin.com/

http://www.facebook.com/grincom

http://www.twitter.com/grin_com

MARTIN-LUTHER-UNIVERSITÄT HALLE-WITTENBERG

MEDIZINISCHE FAKULTÄT

INSTITUT FÜR GESUNDHEITS- UND PFLEGEWISSENSCHAFT

BSc Modul N:

Qualitäts- und Projektmanagement im Gesundheitswesen

Verschriftlichtes Referat zum Thema „Leistungsbeurteilung"

Modulteilleistung im SoSe 2010

Astrid Wahlers, 7. FS

INHALT

Das Thema Leistungsbeurteilung ist kein neues und doch unterliegt es einem steten Wandel, bedingt durch gesellschaftliche Veränderungen. Das eröffnet immer wieder Chancen, neue Entwicklungen auf diesem Gebiet einzubringen und wissenschaftliche Erkenntnisse einzuflechten, um im modernen Arbeitsalltag unserer Leistungsgesellschaft Schritt zu halten.

Diese Hausarbeit beschäftigt sich mit den einzelnen Formen der Leistungsbeurteilung im Arbeitsleben und untersucht den Zusammenhang zwischen Leistungsbeurteilung und Personalentwicklung sowie der Anwendbarkeit im Gesundheitswesen. Wenn von einer Beurteilung einer Leistung gesprochen wird, dann stellt sie immer einen Normvergleich dar. Sie ist ein wichtiges Instrument der Organisations- und Personalentwicklung. Es findet dabei stets ein Soll-Ist-Vergleich statt, an dem die entsprechende Leistung gemessen wird. Im Laufe der Entwicklung eines Menschen begegnen ihm viele verschiedene Vergleichsmessungen wie z.B. die bekannten gesetzlich verankerten Vorsorgeuntersuchungen, Schulzeugnisse, Schullaufbahnempfehlungen, Sport oder ähnliches. Das jeweilige Ergebnis wird in Beziehung zur allgemeingültigen Norm gesetzt und gibt dem Beurteilten einen Hinweis darauf, wie wenig oder stark er diese Norm erfüllt.

Es ist natürlich von Bedeutung, den Beurteilungsmaßstab an den Fähigkeiten und Fertigkeiten des zu Beurteilenden anzupassen, um eine möglichst genaue Einschätzung zu erhalten. Die Abbildungen sollen dies verdeutlichen: Einzeln betrachtet stellt es für den Fisch eine beachtliche Leistung dar sein ruhiges Bahnziehen im Glas zu durchbrechen, weil es nicht der Norm seiner Art entspricht. Im Gegensatz dazu die andere Vergleichsweise mit völlig überzogener Aufgabenstellung, die ein Fisch aufgrund seiner Beschaffenheit nie erfüllen kann.

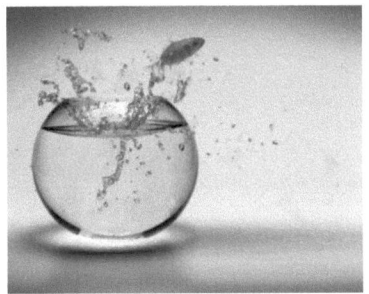

ABBILDUNG 1: LEISTUNG
http://www.prontor.de/go/leistungen-ueber sicht/german.html [Stand: 15.06.2010]

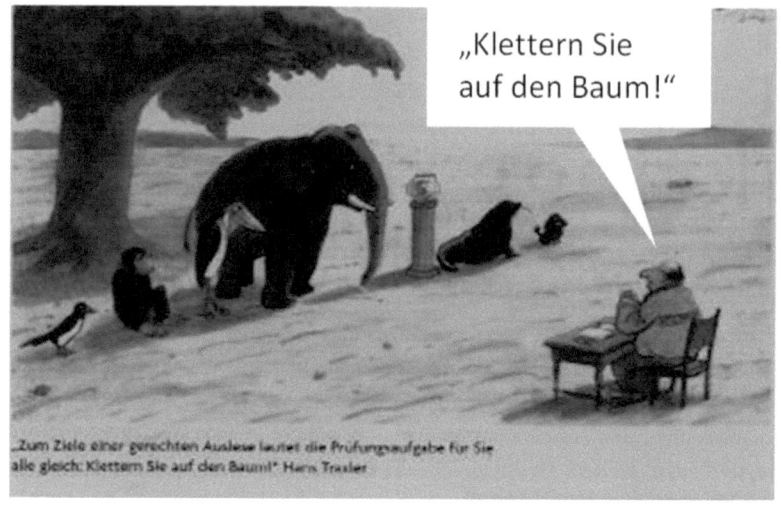

ABBILDUNG 2: LEISTUNGSBEURTEILUNG
http://www.zeltgasse.at/leistungsbeurteilung-fr.htm [Stand: 15.06.2010]

Wenn die Leistung oder das Verhalten eines Mitarbeiters beurteilt werden soll, so muss das Verständnis da sein, dass eine allgemeingültige und objektive Aussage nie möglich sein wird. Eine Beurteilung von einem Individuum (Mensch) kann immer nur subjektiv und annähernd sein und schließt eventuelle Fehleinschätzungen mit ein, da ein Mensch auch durch Gefühle beeinflusst wird. Sie stellt sich als jeweilige Momentaufnahme dar und kann somit nicht als absolut gelten. (vgl. List, 2009, S.14)

Eine Leistungsbeurteilung ist stets rückwärtsgerichtet, bezieht sich also auf bereits vollbrachte Leistungen oder Verhalten. Das Gegenstück dazu ist die vorwärts gerichtete Potentialanalyse, auf die hier nur geringfügig eingegangen wird.

Um im Nachfolgenden vom gleichen Verständnis über bestimmte Begriffe auszugehen, ist es erforderlich, diese zu definieren und damit auch abzugrenzen. Das Wort Leistung hat mehrere Bedeutungen, wenn es von verschiedenen Fachgebieten aus betrachtet wird.

Physik:

- Die **Leistung** P ist der Quotient aus verrichteter Arbeit W <u>oder</u> dafür aufgewendeter Energie E und der dazu benötigten Zeit t. (vgl. http://de.wikipedia.org/wiki/Leistung_(Physik)) [Stand: 15.05.2010] Permanentlink

Ökonomie:

- *„Arbeitsleistung bezeichnet in der Ökonomie das Ergebnis einer zielgerichteten Anstrengung von Menschen in Verbindung mit dem Einsatz von Betriebsmitteln pro Zeiteinheit bei bestimmter Arbeitsqualität."* http://de.wikipedia.org/wiki/Arbeitsleistung [Stand: 15.05.2010] Permanentlink

Organisationspsychologie:

- *„**Berufliche Leistung** von abhängig Beschäftigten lässt sich als Beitrag zu den Zielen einer Organisation definieren."* (Schuler , 2006, S. 434) und (vgl. Lohaus, 2009, S. 4)

Die Erklärung Leistungsbeurteilung ist hier aus der Organisationspsychologie entnommen, da sie eindeutig auf den Arbeitsprozess bezogen wird.

> *„Bei der Leistungsbeurteilung geht es darum, die Leistung im Sinne des Beitrags einer Person zur Erreichung der Ziele der Unternehmensleitung <u>möglichst angemessen zu beschreiben</u> und zu bewerten. Grundlage ist die Leistung, die Menschen im Rahmen ihrer beruflichen Tätigkeit gegen Entgelt erbringen."* (Lohaus, 2009, S. 9)

Es wird dabei zum Ausdruck gebracht, dass Leistungsbeurteilung ein hypothetisches Konstrukt ist, da Leistung nicht direkt beobachtet werden kann. (vgl. Lohaus, 2009, S.10) Auch Becker(2005) betont, dass Leistung nicht allein dasteht, sondern abhängig ist von Faktoren wie Arbeitsbedingung, Fähigkeit oder Motivation. Eine für die Autorin sehr innovative Begreifung des Begriffs verwendet List, in dem er die Fragen formuliert:

„Worin besteht der Beitrag des Mitarbeiters zum Unternehmensganzen?"

„Wie hat das Unternehmen die Stärken des Mitarbeiters genutzt?" (vgl. List, 2009)

Aus diesen Fragen wird die doppelseitige Bedeutung der Leistungsbeurteilung sichtbar, d.h. sowohl Arbeitnehmer als auch Arbeitgeber sollen von dieser Beurteilung profitieren. Dabei ist richtig und wichtig, die Leistungsbeurteilung nicht als starren Vorgang zu benutzen, sondern ihn als Möglichkeit einer Veränderung zu sehen.

„Leistungsbeurteilung ist kein passiver Messvorgang, sondern hat immer auch den Charakter einer Intervention." (vgl. Schuler 2006 S. 434)

3. GESCHICHTLICHER HINTERGRUND

Wie bereits eingangs erwähnt, gibt es Beurteilungen einer Leistung in mündlicher und schriftlicher Form seit fast 500 Jahren, als blanke Bestätigung, Attest oder qualifiziertem Arbeitszeugnis. Sie sind Ausdruck der damals vorherrschenden Ordnung im preußischen Königreich und haben auch heute nichts von ihrer Gültigkeit verloren. In Deutschland hat jeder Arbeitnehmer ein Recht auf ein Arbeitszeugnis. Das Bundesarbeitsgericht räumt dem Arbeitgeber ein freies Formulierungsrecht ein, welches allerdings ausbaufähig genutzt werden darf. (vgl. List, 2009)

- circa 1530 in Reichspolizeiordnung Pflicht auf Attest
- 1846 in Preußen „Gesindedienstbuch" Pflicht auf vollständiges Zeugnis
- seit 1872 „Zufriedenheitsfloskeln"   z.B. Herr M. arbeitete stets zu unserer vollsten Zufriedenheit. = entsprechend Schulnote 1.
- seit 60er Jahren des 20.Jh. „Geheimcode" für Arbeitgeber (z.B. Reihenfolge Vorgesetzte, Mitarbeiter und Kunden hat jeweilige Bedeutung)

Und heute?

Auch heute werden von vielen Arbeitgebern aus Unkenntnis die Beurteilungen wie vor 100 Jahren geschrieben, doch es zeichnet sich eine Entwicklung in Richtung Offenheit, Unverschlüsselung und Individualität ab, da jeder Mensch individuell ist. Dabei werden die Stärken hervorgehoben, die wohlwollende und positive

Formulierung bleibt unangetastet. Als Beispiel aus der Beurteilung eines Pflegedienstleiters:

„Seine Mitarbeiter vertrauen ihm. Es gelingt ihm, Patientenzuwendung und Wirtschaftlichkeit in Einklang zu bringen." (List, 2009, S.171)

Da in den letzten Jahren verstärkt Team- und Projektarbeit im Arbeitsprozess zu finden ist, gibt es auch die Form einer Gruppenbeurteilung. Nicht zuletzt wird heute in stärkerem Maß auf neu entwickelte objektivere Messverfahren gesetzt, um genauere Einschätzungen zu bekommen. Diese sind notwendig für eine gute Vergleichbarkeit, aber auch um die Arbeitsmarktfähigkeit zu gewährleisten. (vgl. List, 2009)

4. FORMEN DER LEISTUNGSBEURTEILUNG

Es gibt unterschiedliche Kriterien und Einteilungsschemen von Leistungsbeurteilung, so z.B. die drei Ebenen der Beurteilung nach Schuler

Day-to-day-Feedback (Ebene1),

Regelbeurteilung (Ebene 2) und die

Potentialanalyse (Ebene3) (vgl. Schuler, 2004, S. 26).

Die Autorin hat sich in dieser Arbeit für die Einteilung nach dem Grad der angestrebten Objektivität entschieden, da sie gut nachvollziehbar erscheint. (vgl. auch Lissmann, 2008)

Formen der Beurteilung

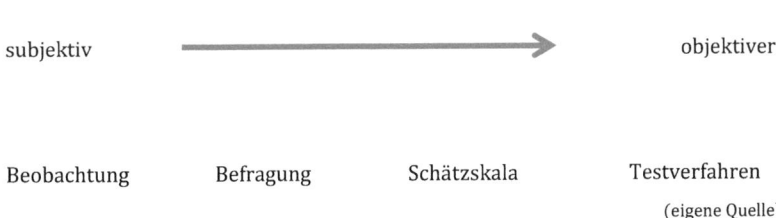

subjektiv   ⟶   objektiver

Beobachtung   Befragung   Schätzskala   Testverfahren

(eigene Quelle)

Hinsichtlich der Ergebnisse zwischen subjektiven und objektiveren Messverfahren gibt es nur einen geringen Zusammenhang, der von Henemann (1986) mit dem Korrelationsfaktor $r = .27$ angegeben wird (vgl. Schuler & Sonntag, 2007, S. 545).

Das ist insofern nicht verwunderlich, als dass bei jeder Methode andere Zielstellungen aufgestellt werden. Deshalb ist es auch wichtig, die Ebenen einzeln zu betrachten und nicht zu vermischen (vgl. Schuler, 2004, S.29). Nachfolgend sind einzelne Methoden herausgegriffen und näher beschrieben.

4.1 BEOBACHTUNG

Als eine sehr praktikable Methode wird das *„Day-to-day-Feedback"* (Farr 1991) vorgestellt. Hierbei bewertet der direkte Vorgesetzte das tagtägliche Arbeitsverhalten mit dem Ziel einer Verhaltenssteuerung bzw. –änderung. Die Kontingenz zwischen Verhalten und Ergebnis wird sichtbar gemacht. Die Methode hat eine geringe Reliabilität, den höchsten Grad an Subjektivität, ist dafür aber kostengünstig, effektiv und an keine Formalitäten gebunden. Sie wird auch als freie Eindrucksschilderung beschrieben. Sie kommt als informelles Gespräch zur Anwendung, wo es nicht auf Vergleichbarkeit der Beurteilungsergebnisse ankommt und bietet eine Unterstützung zur Gegenwirkung bei Fehlverhalten. Es werden nicht alle Funktionen des Beurteilens erfüllt, aber für die direkte Verhaltenssteuerung ist das Day-to-day-Feedback unentbehrlich (vgl. Schuler, 2004, S. 26).

Eine weitere Möglichkeit ergibt sich mit dem strukturierten Mitarbeitergespräch, dass ein bis zweimal pro Jahr zwischen Vorgesetztem und Mitarbeiter stattfindet. Ziel hierbei sind neben der Rückmeldung von Leistung, Verhalten und einer Stärken-Schwächen-Analyse die Abklärung von zielorientierten Aufgaben, eine Potentialanalyse und konkrete Personalentwicklungsmaßnahmen (vgl. Becker, 2005, S.380).

4.2 BEFRAGUNG

Nicht nur Mitarbeiter im normalen Angestelltenverhältnis werden von ihren Vorgesetzten beurteilt, sondern auch die Vorgesetzten selbst unterziehen sich einer Rundum- Befragung, oder der *360°-Beurteilung*. Speziell die mittlere Führungsebene nimmt hier eine besondere Rolle ein, da sie eine Schnittstelle darstellt, die sowohl Vorgesetzten als auch unterstellten Mitarbeitern gegenübersteht. Der Ansatz dieser Methode besteht darin, dass hierarchisch unterschiedliche Beurteiler (multiperspektiv) aus dem unmittelbaren Berufsumfeld die Fokusperson einschätzen. (vgl. Schuler, 2004, S.61) Zusätzlich geben Kunden und die Fokusperson selbst ein Urteil ab. (vgl. Fricke, 2007, S.53)

Eingeführt wurde diese Methode Mitte der 90er Jahre des 20.Jh., da in Unternehmen mit flacheren Hierarchien aber gestiegenen Kontrollspannen eine intensive Beobachtung allein durch den direkten Vorgesetzten aus Zeit- und Gelegenheitsmangel nicht mehr gegeben war. (vgl. Schuler, 2004, S.62)

Was steht nun im Mittelpunkt einer 360° Einschätzung?

Es wird nach tätigkeitsbezogenen Kompetenzen gefragt, die sich aus Eigenschafts-Anforderungen (Fähigkeiten), Verhaltensanforderungen (Fertigkeiten) sowie Ergebnisanforderungen (erbrachte Leistung) zusammensetzen. Wichtig sind weiterhin der Führungsstil, auch interaktives Verhalten, sowie die für das Unternehmen direkt ablesbaren Beiträge zum Geschäftsergebnis.

Mit der 360° Beurteilung soll das Ziel verfolgt werden, dass eine nachhaltige, zielbezogene Verhaltensänderung in einer verbesserten Effektivität des Unternehmens mündet. Das klingt plausibel, jedoch wird dieser Methode auch Kritik entgegengebracht. Gerade die unterschiedlichen Hierarchieebenen geben Anlass zu Qualitätsverfälschungen, resultierend daraus, dass die Beurteiler abweichende Erwartungen und Ziele mit dem Urteilsprozess verbinden. (vgl. Schuler, 2004, S.63) Positiv anzumerken ist, dass neben der Verhaltensänderung auch eine Kompetenzentwicklung des Beurteilten erwünscht und angestrebt ist.

4.3 SCHÄTZSKALEN

„Schätzskalen sind Hilfsmittel zur Quantifizierung von Befragungs- und Beobachtungsergebnissen."(Lissmann, 2008, S.98) Dabei wird der Grad der Ausprägung z.B. durch eine Zahl oder auch durch ein Adjektiv repräsentiert.

Es gibt Einstufungs- („rating"), Auswahl- und Rangordnungsverfahren.

Beim erstgenannten Verfahren liegt das methodische Prinzip der Zuordnung von Verhaltensbeobachtungen oder Ergebniseinschätzungen zu einer mehrstufigen Skala zugrunde. 5-9 Skalenstufen beschreiben das Reliabilitätsoptimum und 5-20 Skalen decken die wichtigsten Facetten des Leistungsbereiches ab. Die beschriebenen Methoden finden Anwendung in allen Tätigkeitsgebieten und Positionsebenen.

Die einfachste Form ist die *Graphische Einstufungsskala* nach Brandstätter, 1970. (vgl. Schuler und Sonntag, 2007, S. 545)

1	2	3	4	5

findet sehr schwer Kontakt			findet selbst zu schwierigen Patienten Kontakt

Quelle: eigene Darstellung

Bei der *Verhaltensverankerten Einstufungsskala* (Smith &Kendall 1963) werden positive, neutrale und negative Verhaltensbeispiele vorgegeben zu jeweils einem Urteilsaspekt. Da soll die Urteilstendenz mindern. Der Vorteil dieser Methode liegt in der Verhaltensorientierung, die die Grundlage für die Personalentwicklung darstellt. Der Nachteil liegt im hohen Konstruktionsaufwand. (vgl. Schuler & Sonntag, 2007, S. 546) *Verhaltensbeobachtungsskalen* nach (Latham & Wexley 1977) sind mit fünf Skalenstufen einfacher aufgebaut und in den Extremausprägungen mit Adverbien markiert. Es soll nur beobachtbares Verhalten eingestuft werden.

Bsp.: Er entwickelt gemeinsame Strategien und Vorgehensweisen zur Qualitätssteigerung.

fast nie	1	2	3	4	5	fast immer

Quelle: eigene Darstellung

Die Datenqualität liegt bei etwa r =.70. (vgl. Schuler & Sonntag, 2007, S. 548) *Auswahlverfahren* sind gekennzeichnet dadurch, dass den Beurteilern die vorgeprüften Skalenwerte unbekannt sind, was den HALO-Effekt, d.h. ein hervorstechendes Merkmal beeinflusst das Gesamturteil, mildern soll. Außerdem werden die Verhaltensaussagen gemischt vorgegeben. Zu nennen ist hier die *Mixed Standard Scale* von (Blanz & Ghiselli, 1972). (vgl. Schuler & Sonntag, 2007, S. 548) *Rangordnungsverfahren* schließlich haben den Zweck, zwischen Personen zu differenzieren. Dabei können Rangreihen als Paarvergleich oder direkte Rangreihe gebildet werden.

Die höchste Reliabilität mit r =.8 weist die asymmetrische *Sequenzielle Prozentrangskala* nach (Brandstätter 1974) auf. (vgl. Schuler, 2004) Sie ermöglicht Vergleiche bezüglich der Höhe des Leistungsniveaus und differenziert im oberen Leistungsbereich genauer als im unteren. (vgl. Schuler & Sonntag, 2007, S. 552)

Es gibt verschiedene standardisierte Testverfahren, mit deren Hilfe Voraussetzungen oder Ergebnisse von Leistungen gemessen werden unter Beachtung von Vergleichbarkeit, Objektivität, Reliabilität und Validität. (vgl. Lissmann, 2008, S. 64) Sie werden ständig verfeinert und erweitert, um der Aktualität der Anforderung Rechnung zu tragen. Unterschieden werden normorientierte und Kriterien orientierte Tests. Beim ersteren wird die Leistung eines Menschen in Bezug gesetzt zur sozialen Bezugsgruppe. Bei letzterem wird die Leistung einer Person mit dem vorgegebenen Ziel verglichen. (vgl. Lissmann, 2008, S.66) Neben den gebräuchlichen *IQ-Tests* zur Leistungsmessung kann Leistung auch durch *Assessmentverfahren* ermittelt werden. Der Einsatzbereich des Assessmentcenter ist die Einschätzung aktueller Kompetenzen und/oder die Prognose künftiger beruflicher Entwicklung. Sie werden von Unternehmen genutzt, denen es wichtig erscheint, „die richtige Person auf den richtigen Platz" zu setzen. Hervorzuhebende Ziele sind:

1. frühzeitige Identifikation „stiller Reserven" im Unternehmen
2. Erkennen von „high potentials"
3. Erkennen von Förderbedarf individuell und kollegial
4. Bestmöglicher Einsatz von Mitarbeitern
5. Vermeidung von Über- oder Unterforderung (vgl. Schuler, 2007, S. 297)

Charakteristisch für Assessmentverfahren ist das multidiagnostische Erheben von Ergebnisse innerhalb einer Teilnehmergruppe über einen Zeitraum von ein bis mehreren Tagen. Die gewonnenen Arbeitsproben in Assessmentverfahren stellen eine Momentaufnahme der Person dar und sind deshalb als richtungsweisend zu betrachten. Diese positiven Ansichten teilen Befürworter in großen Unternehmen zur internen Personalentscheidung, sie bergen allerdings die Gefahr des Konkurrenzdenkens und psychischer Belastung. Da dieses Verfahren auch bei der Berufseignungsdiagnostik zur Anwendung kommt, ist im Hinblick auf die Gesundheits- und Pflegebranche sicher ein Einsatz trotz hohem Aufwand lohnenswert bei ausreichender Bewerberzahl vorausgesetzt.

Die vorgestellten statistischen Tests sind kosten- und zeitintensiv bei guter Aussagekraft, finden allerdings eher in großen Unternehmen Anwendung.

Die meisten Unternehmen beurteilen die berufliche Leistung ihrer Mitarbeiter , um die Angemessenheit der getroffenen Personalentscheidung zu prüfen, eine Gehaltsgrundlage zu erstellen oder das Verhalten zu steuern. Für die Unternehmen stehen dabei ihre eigene Zielerreichung im Vordergrund, aber manchmal ist es auch von großem Vorteil, die individuellen Ziele des zu Beurteilenden zu berücksichtigen. Geben und Nehmen stehen hier in engem Zusammenhang. Nicht immer stellt sich jedoch befriedigend dar, welche Kriterien denn zur Beurteilung am sinnvollsten sind. Soll nur auf das Verhalten eingegangen werden oder nur auf das Ergebnis?

Wird eine Verhaltenssteuerung bezweckt, empfiehlt sich ein Feedback, für die Bemessung des Gehaltes ist es wichtig, ob das erreichte Ergebnis von der beurteilten Person selbst zu verantworten ist. Die Zielsetzungen sind untereinander nicht alle kompatibel. Schuler (vgl. Schuler, 2004 & 2007) stellt eine Funktionsübersicht vor, die als allgemeingültig angesehen werden kann. Hier eine Auswahl:

- Leistungssteigerung durch verhaltenssteuerndes Feedback (Motivation)
- Personalplanung und –entwicklung
- Gestaltung von Arbeitsbedingungen (z.B. Rohrpostsystem im Krankenhaus)
- Evaluation von Selektionskonzepten
- Erweiterung von Führungskompetenz
- Gehaltsbestimmung
- Artikulation von Anforderungen an Arbeitstätigkeit

Wenn eingangs erwähnt wird, dass Leistungsbeurteilung nicht starr ist, sondern einen Interventionscharakter besitzt, so bedeutet dies, dass moderne Beurteilung immer die Entwicklung der Persönlichkeit befürworten muss. Und Persönlichkeitsentwicklung trägt entscheidend zur Arbeitszufriedenheit und auch zur Organisationsentwicklung bei.

6. VOR- UND NACHTEILE DER BEURTEILUNGSFORMEN

Die verschiedenen Beurteilungsformen haben ihre Vor- und Nachteile, sonst gäbe es die einzig richtige Lösung. So kann gesagt werden, dass die Reliabilität mit der Abnahme der Subjektivität steigt. Je objektiver die Methode, desto mehr Zeit und Kosten müssen investiert werden.

Das Day-to-day-Feedback ist zwar an keine formalen Vorgaben gebunden, dafür besteht die Gefahr des HALO-Effektes. Auch kann z.b. die Anwesenheit des Beobachters das Verhalten beeinflussen. Und auch Variabilitätsfehler als „Tendenz zur Mitte" gelten als schwierig. (vgl. Becker, 2005, S. 378) Werden ganze Team oder Stationen beurteilt, kann es zum Konkurrenzdenken führen. An der Validität der Test muss weitergearbeitet werden, um sichere Aussagen zu machen. Wichtig ist insgesamt zu erkennen, dass der Wert einer standardisierten Leistungs-beurteilung proportional abnimmt, je variantenreicher der Aufgabenkomplex wird. (vgl. Becker, 2005, S. 378)

Insgesamt haben Leistungsbeurteilungsformen aber einen vielfältigen Nutzen, wirken begünstigend auf lebenslanges Lernen und haben einen positiven Einfluss auf die Qualitätsentwicklung.

7. EINSATZ VON LEISTUNGSBEURTEILUNG IM GESUNDHEITSWESEN – PRO UND CONTRA

In diesem Abschnitt setzt sich die Autorin mit der Anwendbarkeit von Leistungsbeurteilung im Gesundheitswesen und speziell in der Pflege auseinander und gibt Antwort auf zwei von außen gestellte Fragen. Arbeit in der Pflege bedeutet körperlich und psychisch hohe Beanspruchung und ist nicht selten Grund für einen vorzeitigen Berufsausstieg. Eine seit 2002 laufende Längsschnittstudie (NEXT-Studie) bestätigt dies in ersten Ergebnissen. (vgl. http://www.next.uni-wuppertal.de/index.php?next-studie [Stand: 12.08.2010]) Dass diese Berufs-gruppe bis heute keine große Lobby vorweisen kann, ist u.a. auch ein Ausdruck von inkonsequenter Forderung nach mehr Selbstbestimmung gemäß dem Berufsbild. Die zum 01. Juli 2010 in Deutschland eingeführte Mindestlohnregelung in der Pflege ist ein guter Schritt in Richtung Veränderung, auch wenn längst überfällig. Woran liegt dies? Gute Day-to-day-Feedbacks oder Einstufungs-verfahren finden in vielen Bereichen den Gesundheitswesen sehr selten oder gar nicht statt, oft wird der Ausbildungsabschluss als Tätigkeitsgrundlage angenommen und aus vermeintlichen Zeitgründen kommt es zu keiner Beurteilung.

Dabei ist unumstritten, das sich positives Feedback oder Mitarbeitergespräche sehr positiv sowohl auf Verhalten als auch auf Leistung auswirken.

Frage 1: Bewerten Sie die Leistungsbeurteilungsverfahren hinsichtlich Ihrer Anwendbarkeit für die Berufsgruppe der Pflegenden. Welche sind z.b. geeignet um die soziale Kompetenz einzuschätzen?

Unser Gesundheitswesen ist heute keine starre Organisation mehr, sondern im Zeitalter des lebenslangen Lernens eine lernende. (vgl. Fricke, 2007, S.71) Deshalb darf und muss der Satz vieler Schwestern: „Das haben wir aber schon immer so gemacht!" unbedingt zum Tabu erklärt werden. Leistungsbeurteilung ist in den Bereichen der Industrie und Wirtschaft längst Alltagskultur und gehört unbedingt auch zur Qualitätssicherung in das Gesundheitswesen. Speziell die Pflege ist hier in einem großen erfreulichen Umbruch. Einerseits unterliegt das Gesundheitssystem wirtschaftlichen Zwängen, andererseits hat es mit demographischem Wandel, einem hohen Anteil an älteren Pflegenden, aber auch mit Unattraktivität (z.b. Vergütung) für Berufsanfänger zu kämpfen.

Die Autorin ist der Meinung, dass Leistungsbeurteilung in der Pflege absolut sinnvoll und wichtig ist und noch mehr als bisher eingeführt werden soll. Zum einen dient es dazu, Pflege auf einem hohen Niveau sicherzustellen, die Kommunikationskultur zu kultivieren (vgl. Fricke, 2007, S.70), sich selbst zu reflektieren und aktiv gewünschte Veränderungen zu beeinflussen. Nicht zuletzt steht die Frage nach der Wettbewerbs- und Arbeitsmarktfähigkeit (Öffnung des europäischen Arbeitsmarktes) zur Diskussion. Als besonders wirksam zur Einschätzung der sozialen Kompetenz von Mitarbeitern in der Pflege ist die 360° Befragung, da sich hier mehrere Personen zur Fokusperson äußern können. In der Unternehmenshierarchie steht z.b. eine Pflegefachkraft höher als die Pflegehilfskraft, ihre soziale Kompetenz kann jedoch eine andere Einordnung ergeben.

Grundvoraussetzung ist die Kultur einer gegenseitigen Wertschätzung. Das 360° Feedback soll dabei Prozesscharakter annehmen, d.h. als mehrfache Beurteilungsform integriert werden. (vgl. Fricke, 2007, S. 75) So wird auf Veränderung und Entwicklung des Mitarbeiters Rücksicht genommen. Ebenso das Mitarbeitergespräch, speziell das Zielvereinbarungsgespräch, gibt einen Aufschluss darüber, was für persönliche Ziele ein Mitarbeiter im Unternehmen hat. Wichtig ist in jedem Fall, dass die soziale Kompetenz eingehend modifiziert ist und abgefragt werden kann. In größeren Einrichtungen bieten sich auch Beurteilungssysteme z.b. für einzelne Stationen an, wobei hier der sozialen Kompetenz große Wichtigkeit zukommt. Hier kann z.b. beurteilt werden, wie sich Pflegekräfte als Mentor bewähren oder wie sie neue Kollegen einarbeiten.

Frage 2: In welchem Kontext steht die Leistungsbeurteilung zur Personalentwicklung?

Leistungsbeurteilung und Personalentwicklung bedingen einander, wobei sie sich positiv oder negativ beeinflussen können. Eine starre einseitig ausgerichtete Leistungsbeurteilung wird dem Menschen nicht umfassend in seiner Persönlichkeit gerecht und trägt deshalb auch nur einseitig zur Personalentwicklung bei.

Hierzu gibt es von Treier (2009) eine sinnvolle Überlegung bezüglich des pädagogischen Grundverständnisses. Es wird davon ausgegangen, dass der Mensch lernwillig und lernfähig ist und selbstregulierend und bedarfsbezogen sein Wissen steigern möchte. Damit kommt der Personalentwicklung im Sinne der geisteswissenschaftlichen Pädagogik (u.a. Klafki) Bildungscharakter zu. (vgl. Treier, 2009, S. 149) Mündigkeit und Selbstverantwortlichkeit des Menschen werden eingeschlossen, wenn der Berufstätige seinen Beitrag zu den Zielen des Unternehmens leistet. Dieser Ansatz ist weit wertvoller als der defizitär/ fremdbestimmt ausgerichtete. Das Unternehmen fördert die Handlungskompetenz seiner Mitarbeiter und steigert gleichzeitig seinen Unternehmenserfolg, so dass eine win-win Situation entsteht. Diese Form der Personalentwicklung erfordert ein Umstrukturieren der Leistungsbeurteilung; es werden dabei z.B. Abstimmungen getroffen hinsichtlich von Unternehmens- und Mitarbeiterzielen. Becker (2005) hält hier strukturierte Mitarbeitergespräche für sinnvoller als starre Leistungsbeurteilungen, da sich Dynamik und Starre gegenseitig behindern.

Als Zielfelder der Personalentwicklung gelten die Erhöhung der Wettbewerbsfähigkeit und Flexibilität, Sicherung eines qualifizierten Mitarbeiterstammes, Berücksichtigung individueller und bildungspolitischer Ansprüche sowie die Erhöhung von Motivation und Integration. (vgl. Treier, 2009, S.150)

Neue Aspekte bedeuten, nicht nur die Leistung an sich zu betrachten, sondern auch die prozedurale Kompetenz (skills) und die Motivation des zu Beurteilenden. Ferner geben die Teamfähigkeit und das freiwillige Arbeitsengagement Aufschluss über das soziale Verhalten der Mitarbeiter über seine tätigkeitsbezogenen Aufgaben hinaus.

Werden Leistungsbeurteilungssysteme in der Pflege eingesetzt, so soll dies in Absprache mit dem Personal geschehen, um Akzeptanz und nicht Überrollen zu erreichen.

Gut eingeführt bieten sie jeder Pflegeperson die Möglichkeit, sich zu reflektieren, aber auch frühzeitig Motivationsverluste aufzudecken, die ihre Ursachen z.B. in schlechten Arbeitsbedingungen haben. Durch Studien (z.B. Brousseau 1976) wird belegt, dass psychische Gesundheit und Aktivität besonders dann zu finden sind, wenn die Arbeitstätigkeit durch Ganzheitlichkeit geprägt ist, die eigene Leistung selbst kontrolliert werden kann und die soziale Bedeutung der Arbeit als positiv empfunden wird. (vgl. Ulrich, 2005, S. 489) Nicht zuletzt werden durch Beurteilungsformen hochmotivierte, talentierte Mitarbeiter besser und eher ausfindig gemacht. Sie durch anspruchsvolle Aufgaben in ihrer Entwicklung zu unterstützen, muss andererseits im Interesse des Unternehmens liegen. So kann Arbeitszufriedenheit erreicht und beibehalten werden. Unter diesem Gesichtspunkt betrachtet ist die Vergütung nach Beschäftigungszeiten wie im öffentlichen Dienst für die Zukunft deshalb zu überdenken.

Wenn Leistungsbeurteilung in der Pflege zur Normalität wird, hebt sie automatisch das Anspruchs- und Leistungsniveau und fördert das Selbstbestimmungsrecht der Pflegenden.

8. ZUSAMMENFASSUNG

Nach einer Befragung der umsatzstärksten dt. Unternehmen von Hell et. al. (2006) zählt die Mitarbeiterbeurteilung durch Vorgesetzte zu den am häufigsten eingesetzten Personalentwicklungsmaßnahmen, die über alle Mitarbeitergruppen hinweg Anwendung findet. (vgl. Lohaus, 2009, S. 17). Sie dient als Gesprächsgrundlage zur Beratung und Weiterentwicklung von Mitarbeitern im Unternehmen. Leistung zu beurteilen und Entwicklung zu fördern erfordert ein hohes Maß an Verantwortung und Sorgfalt, damit aus einer Beurteilung keine Verurteilung wird. Sie darf weder als Macht- noch als Disziplinierungsinstrument missbraucht werden.

Ein guter Stil in der Rückmeldung ist ebenso bedeutsam wie die konsequente Verfolgung einer Vereinbarung, die sich aus der Beurteilung ergeben hat.

Modernes Feedback unterstützt und fördert den Menschen in seiner Persönlichkeitsentwicklung und ist ein hilfreiches Instrument für die Qualitätssicherung, bedeutet aber auch Innovation für ein dynamisches Unternehmen.

Becker, Manfred (2005). *Personalentwicklung. Bildung, Förderung und Organisationsentwicklung in Theorie und Praxis.* 4. aktualisierte Aufl. Stuttgart: Schäffer-Poeschel.

Fricke, Nadja Kristin (2007). *Das 360° Feedback.* Saarbrücken: VDM Verlag Dr. Müller.

Lissmann, Urban (2008). *Leistungsmessung und Leistungsbeurteilung – eine Einführung.* Materialien für Lehre-, Aus- und Weiterbildung, Bd.32. Landau: Verlag Empirische Pädagogik.

List, Karl-Heinz (2009). *Das zeitgemäße Arbeitszeugnis.* 4. überarbeitete Aufl. Nürnberg: BW Bildung und Wissen.

Lohaus, Daniela (2009). *Leistungsbeurteilung.* Praxis der Personalpsychologie – Human Ressource Management kompakt – Bd. 18. Göttingen, Bern, Wien, Toronto: Hogrefe.

Schuler, Heinz (Hrsg.) (2007). *Lehrbuch Organisationspsychologie.* 4. aktualisierte Aufl. Bern: Hans Huber.

Schuler, Heinz (2007). *Assessment Center zur Potentialanalyse.* Göttingen, Bern, Wien: Hogrefe.

Schuler, Heinz & Sonntag, Karlheinz (Hrsg.)(2007). *Handbuch der Arbeits- und Organisationspsychologie.* Handbuch der Psychologie. Band 6. Göttingen, Bern, Wien: Hogrefe.

Schuler, Heinz (Hrsg.) (2004). *Beurteilung und Förderung beruflicher Leistung.* 2. überarbeitete Aufl. Göttingen, Toronto, Bern, Seattle: Hogrefe.

Treier, Michael (2009). *Personalpsychologie im Unternehmen.* München: Oldenbourg.

Ulrich, Eberhard (2005). *Arbeitspsychologie.* 5. überarbeitete und erweiterte Aufl. Stuttgart: Schäffer-Poeschel.

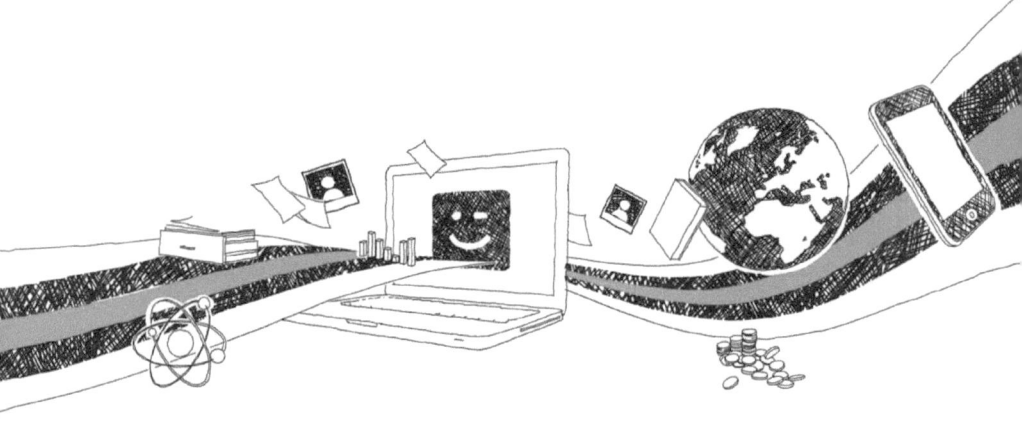
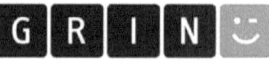